闲话介入医学丛书

主　审：陈星荣　丁　乙
总主编：朱晓黎

胸腹部疾病介入治疗

主编　朱晓黎　倪才方

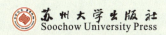

苏州大学出版社
Soochow University Press

图书在版编目(CIP)数据

胸腹部疾病介入治疗 / 朱晓黎, 倪才方主编. -- 苏州：苏州大学出版社, 2023.9
(闲话介入医学丛书 / 朱晓黎总主编)
ISBN 978-7-5672-4535-8

Ⅰ. ①胸… Ⅱ. ①朱… ②倪… Ⅲ. ①胸腔疾病-介入性治疗②腹腔疾病-介入性治疗 Ⅳ. ①R56②R572③R459.9

中国国家版本馆 CIP 数据核字(2023)第 170774 号

书　　名：	胸腹部疾病介入治疗
	XIONGFUBU JIBING JIERU ZHILIAO
主　　编：	朱晓黎　倪才方
责任编辑：	孔舒仪
策　　划：	孙茂民
装帧设计：	吴　钰
图画制作：	和安天下(苏州)
出版发行：	苏州大学出版社(Soochow University Press)
社　　址：	苏州市十梓街1号　邮编：215006
印　　刷：	苏州工业园区美柯乐制版印务有限责任公司
邮购热线：	0512-67480030
销售热线：	0512-67481020
开　　本：	787 mm×1 360 mm　1/24　印张：4　字数：47 千
版　　次：	2023 年 9 月第 1 版
印　　次：	2023 年 9 月第 1 次印刷
书　　号：	ISBN 978-7-5672-4535-8
定　　价：	25.00 元

若有印装错误,本社负责调换
苏州大学出版社营销部　电话：0512-67481020
苏州大学出版社网址　http://www.sudapress.com
苏州大学出版社邮箱　sdcbs@suda.edu.cn

"闲话介入医学丛书"
编委会

主　审：陈星荣　丁　乙

总主编：朱晓黎

编　委：（按姓氏音序排列）

陈　珑　杜　鹏　段鹏飞　樊宝瑞　蒋冰歆
金泳海　李　波　李明明　李沛城　李婉慈
李　智　林钰莹　刘一之　倪才方　钱　多
沈　健　沈静慧　孙玲芳　王玫玲　王万胜
王孝运　徐苏敏　徐云华　杨　超　杨　俊
印　于　袁　晨　张　栋　张　帅　仲斌演
朱晓黎　邹建伟

序 1

提起介入手术，相信很多人都不太清楚具体是指什么，手术是怎么做的，哪些疾病需要做介入手术。甚至不少其他专科的医生对其也是一知半解。介入医学最早出现于欧美，传入国内已有近半个世纪。介入手术如今已在全国二、三级医院广泛使用，成为现代医院中不可或缺的技术。

作为一名从事介入工作40余年的医生，我亲眼见证了我国介入医学从无到有、从有到强的不凡历程。当下介入医学发展方兴未艾，但介入医学知识普及工作却相对滞后。在这个信息爆炸的时代，向大众普及介入医学知识显得尤为迫切。这套介入医学丛书恰好给大家提供了全面认识、了解介入医学的机会，使大家能够深入了解介入医生的日常工作。

国内医学科普书籍很多，但有关介入医学的书籍少之又少。这套丛书全面介绍了介入医学的起源和在国内逐步发展的历程。难能可贵的是，作者将患者接受介入治疗的真实案例娓娓道来，生动形象。作者在讲故事的同时，又用简单通俗的语言把专业问题描述得面面俱到。介入医学治疗范围几乎涵盖人体各个部分，这套丛书分别从缺血性脑血管疾病介入、出血性脑血管疾病介入、胸腹部疾病介入、血管疾病介入、肿瘤介入等方面讲解了介入手术的治疗过程，能使读者更好地认识一种新的治疗方法。当然，治疗固然重要，术后护理也必不可少。丛书还专设一册详细介绍了介入治疗围手术期的护理细节，从患者的角度去讲解整个介入治疗过程中的护理知识。由此可知，这不仅仅是一套介入专业知识科普图书，也是一套介入术后康复指导手册。

本套丛书既有专业知识的介绍，又有真实病例的展示，图文并茂，深入浅出，通俗易懂。丛书的编委中既有介入科的资深专家，又有青年才俊，其中还有本人的老友和弟子，在编撰本套丛书的过程中，他们都倾注了大量的心血和热情。希望这套介入医学丛书，能让大众更好地了解介入医学，从而使介入治疗更好地惠及大众。

中国科学院院士
中国医学科学院学部委员

滕皋军

2023 年 7 月于南京

序2

　　日常生活中，常常有朋友问我："介入医学科是什么科室？主要治疗什么病？"作为一名从医30多年的医生，每每面对类似的问题，我只能耐心地用对方能够理解的话语介绍我们的科室究竟是干什么的，怎么治病救人，能治哪些病，等等。就普通百姓而言，到医院看病除了知道看内、外、妇、儿科外，知道自己不舒服又能准确地找到解决自己疾病的专科门诊的人，确实是少之又少。记得有一次在医院里遇到一位药剂科的主任，看他步履蹒跚地从泌尿科病房走出来，我便问他怎么回事，他说前几天做了肾囊肿的手术。我深感遗憾地对他说："你怎么不来我们介入科做个微创穿刺引流硬化治疗呢？只要在医院住一天，且比外科手术恢复得快多了。"他十分惊讶地说："这个你们介入科也能处理？为什么不宣传宣传呢？"可见，即便是医院同行，很多同事都不十分清楚我们介入科究竟能做什么样的手术。

　　如今，蓬勃发展的介入医学不仅能解决其他临床学科不能解决的许多疑难杂症，更重要的是，作为一门微创治疗学科，介入医学还能通过最小的创伤治疗众多的疾病，但这些专业性极强的医疗信息往往不能为众多病友所获悉。"酒香也怕巷子深",即使已经有了第一位介入医学中国科学院院士——滕皋军院士,但我们仍然面临如何向更多的适合介入治疗的病友们普及介入医学知识及帮助他们进行专业治疗的问题。

因此,我们撰写这套"闲话介入医学丛书",希望更多的普通百姓和医学界同行了解介入医学,了解"专业人干哪些专业事",也为介入医学能更好地为中国的医疗健康事业高质量发展添砖加瓦。

2023年7月于苏州

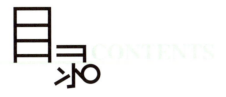

一、概述

1. 胸部有哪些脏器？分别有哪些功能？ /3
2. 肺组织是如何工作的？ /5
3. 肺组织的血液供应是怎样的？ /7
4. 腹部有哪些脏器？分别有哪些功能？ /9
5. 肝脏是怎样的器官？有哪些功能？ /11
6. 肝脏的血液供应是怎样的？ /13
7. 脾脏的血液供应是怎样的？ /14
8. 胃的血液供应是怎样的？ /16
9. 肠道的血液供应是怎样的？ /17
10. 肾脏的血液供应是怎样的？ /19

二、胸部疾病

1. 哪些胸部疾病可以介入治疗？ /23
2. 什么是咯血？哪些疾病会引起咯血？ /24
3. 咯血在什么情况下需要介入治疗？ /25
4. 气管狭窄是如何形成的？ /26
5. 气管狭窄导致呼吸困难如何介入治疗？ /27
6. 哪些疾病会引起进食困难？ /28

7．食管狭窄如何介入治疗？ /29

8．什么是食管气管瘘？ /31

9．食管气管瘘如何介入治疗？ /32

三、腹部疾病

1．哪些腹部疾病可以介入治疗？ /35

2．肝肾囊肿是如何形成的？ /39

3．肝肾囊肿如何介入治疗？ /40

4．什么是肝血管瘤？ /41

5．肝血管瘤可以介入治疗吗？ /43

6．哪些疾病会引起黄疸？ /44

7．梗阻性黄疸如何介入治疗？ /46

8．肝硬化是怎么回事？哪些疾病会导致肝硬化？ /48

9．什么是门静脉高压症？ /49

10．哪些门静脉高压症可以介入治疗？ /50

11．什么是 TIPS 手术？为什么说它是人体内的"都江堰"工程？ /51

12．上消化道出血有哪些症状？ /52

13．哪些疾病会导致上消化道出血？如何介入治疗？ /53

14．下消化道出血有哪些症状？ /55

15．哪些疾病会导致下消化道出血？如何介入治疗？ /56

16．什么是肝硬化腹水？ /57

17. 肝硬化腹水如何介入治疗？ /58
18. 什么是门静脉血栓？它会引起哪些临床症状？ /59
19. 门静脉血栓可以介入治疗吗？ /60
20. 什么是布－加综合征？它会引起哪些临床症状？ /61
21. 布－加综合征可以介入治疗吗？ /62
22. 什么是脾功能亢进？ /63
23. 脾功能亢进引起血小板、白细胞下降可以介入治疗吗？ /64
24. 什么是肠梗阻？它会引起哪些临床症状？ /65
25. 肠梗阻可以介入治疗吗？ /66
26. 肾积水是怎么回事？哪些疾病会导致肾积水？ /67
27. 肾积水引起腰部酸痛如何介入治疗？ /68
28. 肾动脉狭窄为什么会引起高血压？ /69
29. 肾动脉狭窄如何介入治疗？ /70
30. 血尿是什么原因引起的？ /71
31. 哪些疾病导致的血尿可以介入治疗？ /72
32. 子宫肌瘤、子宫腺肌瘤是怎么回事？ /73
33. 子宫肌瘤、子宫腺肌瘤可以介入治疗吗？ /74
34. 宫外孕是怎么回事？ /75
35. 宫外孕可以介入治疗吗？ /76

36．产后大出血是怎么产生的？ /77

37．介入治疗可以防治产后大出血吗？ /78

38．前列腺增生是怎么形成的？有哪些症状？ /79

39．前列腺增生可以介入治疗吗？ /80

40．什么是盆腔淤血综合征？它有哪些临床症状？ /81

41．盆腔淤血综合征可以介入治疗吗？ /82

一、概　述

1 胸部有哪些脏器？分别有哪些功能？

胸部的脏器主要有心脏、肺、食管、气管等。心脏位于胸腔纵隔内，大约有三分之二在人体正中线上，三分之一在人体正中线偏左位置。肺位于胸腔内，纵隔的两侧，在膈上分为左右两部分。食管长25 cm左右，上端与咽部相连，在颈部沿着脊柱前、气管后向下进入胸腔，在心脏后方再通过横膈上的食管裂孔进入腹腔；下端与胃贲门相连。气管在食管前方，根据位置可以分为颈段气管、胸段气管。颈段气管短小，沿着颈前正中线向下延伸，胸段气管走在后纵隔，在肺门处气管杈分为左右支气管并延续到左右肺叶。

心脏的主要功能是维持血液在人体的循环。通过心脏的持续收缩和舒张，促使血液从左心室射出，经过主动脉及各级动脉，向全身各处脏器供给营养物质和氧气，以满足机体新陈代谢所需。肺在人体内起交换气体的作用。肺是有分叶的，左肺有二叶、右肺有三叶，一共有五叶。食管的主要作用是运输食物，食物被嚼碎后经食管输送到胃中，完成接下来的消化吸收。食管具有蠕动功能，有助于食物顺利地穿过食管进入胃中，同时食管还具有抗反流作用。气管是空气进出人体的通道。气管黏膜先加热气流等，使气体经过气管传送到肺内，再由肺泡组织进行氧气及营养物质交换，以维持机体正常的新陈代谢。

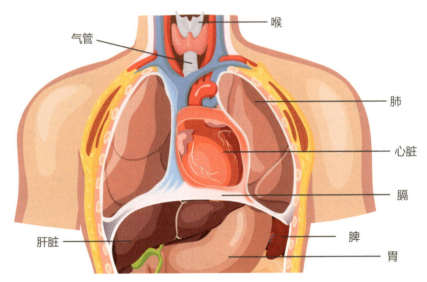

胸腔脏器示意图

肺组织是如何工作的?

一、概述

肺的主要功能是通过呼吸来交换气体。肺是呼吸系统中最重要的器官,成人肺内含有3亿~4亿个肺泡,由细支气管反复分支而成,壁薄,类似于成串的葡萄。肺泡由单层上皮细胞构成,外面包绕着毛细血管网,是气体交换的场所。胸腔有节律地扩大和缩小,被称为呼吸运动,这是依靠呼吸肌的收缩和舒张进行的。当身体准备好接受饱含氧气的空气时,神经系统会给肺部周边的肌肉发送一个信号,使横膈膜变得扁平并收缩肋间肌,从而使肺扩张时有更多的空间。空气"嗖"地进入鼻子和嘴中,通过气管进入气管底部分叉的支气管,两股空气分别流入左肺和右肺。如同树枝一样,这些小管子再分成数以千计的细小通道,被称为细支气管。在人体的胸腔里,肺占据很大空间,但是它的实体只有约10%,其余的90%是空气。

当我们自由自在呼吸的时候,肺也在全年无休地工作着,一呼一吸之间维系着我们的生命。肺是人体的呼吸器官,吸入的氧气在肺泡和血管内的二氧化碳进行气体交换,通过呼吸运动将二氧化碳排出体外。一系列操作使含氧量低的静脉血变成含氧量高的动脉血，再经过血液循环将动脉血运送到全身的器官、组织，为其提供充足的氧气，维持机体的正常机能和酸碱平衡，还能起到散热、排出水分的作用。

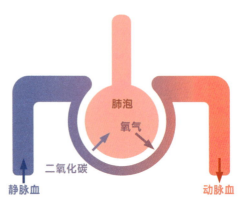

气体交换示意图

肺组织的血液供应是怎样的？

肺组织的血液供应包括体循环和肺循环。

（1）体循环。支气管动脉一般由胸主动脉分出，入肺后与支气管伴行，至呼吸性细支气管止，形成毛细血管网，营养各级支气管及肺；支气管静脉与支气管动脉伴行，收纳各级支气管的静脉血，最后经上腔静脉回右心房。

（2）肺循环。由右心室—肺动脉—肺毛细血管—肺静脉—左心房构成，执行气体交换功能。其特点为：肺循环是一个低压力、低阻力系统；肺毛细血管网最丰富，总面积约 100 m²，十分有利于气体交换；肺动脉携带脱氧血，肺静脉输送氧合血。

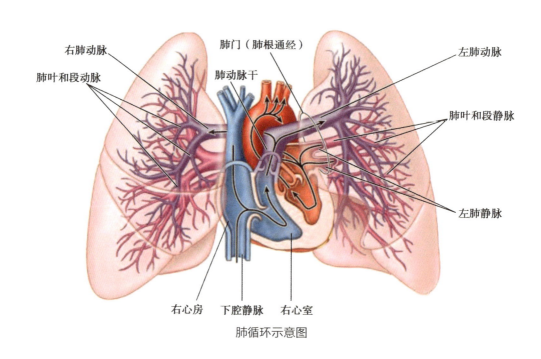

肺循环示意图

4 腹部有哪些脏器？
分别有哪些功能？

腹部脏器分为空腔脏器与实质性脏器。

(1) 空腔脏器。从食管开始，之后是胃。胃连接十二指肠（长度正好是12根手指的宽度，即 25 cm 左右，呈 C 字形），而后连接 5～8 m 长的小肠，小肠连接大肠。阑尾的根部与盲肠相连，再是升结肠、横结肠、降结肠，之后是"乙"字形的乙状结肠，连接直肠与肛门。此外，空腔脏器还有输尿管及膀胱。

(2) 实质性脏器。右上腹最大的器官是肝脏，另外还有胆囊；左上腹有脾脏。胃与横结肠后有主管内分泌与外分泌功能的胰腺，以及人体主管排小便、排毒的肾脏。此外，肾上腺可调节小便、影响血压。

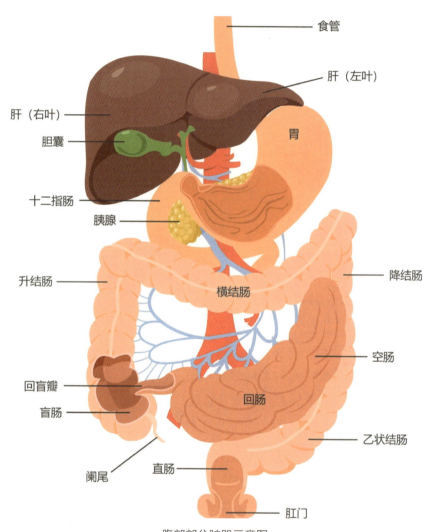

腹部部分脏器示意图

肝脏是怎样的器官？有哪些功能？

肝脏是人体中最大的代谢器官，具有机体代谢、分泌胆汁、解毒等多种功能，是人体中不可或缺的重要器官。因此，肝脏又被称为人体的多功能"加工厂"。

（1）机体代谢。肝脏在人体中起着新陈代谢的作用，体内的维生素代谢、激素代谢以及水的代谢都与肝脏息息相关。肝脏还能调节体内酸碱平衡，是重要的热能供给器官。

（2）分泌胆汁。肝脏每天可以分泌、制造胆汁，每日的胆汁分泌量在1 L左右，胆汁可以帮助脂肪在肠道中的消化与吸收。

（3）解毒功能。肝脏可以把外来的或者体内代谢过程中产生的有毒物质，经过一系列的转化，使其变为无毒物质或者易溶解物质，随着排泄物排出体外。

（4）血液方面。人体中的凝血因子大多是由肝脏制造的，肝脏可调节人体凝血系统与抗凝血系统的平衡。肝脏是人在胎儿时期的主要造血器官，在成年后由骨髓接替其发挥造血功能，但是当骨髓发生一些病理改变时，肝脏会恢复造血功能，以保证人体正常的生理活动。

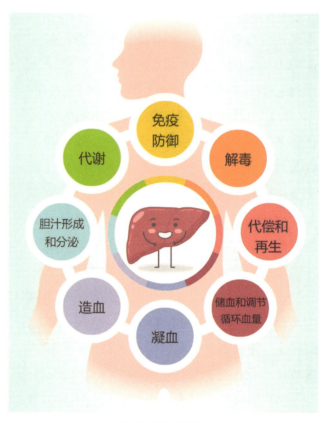

肝脏功能示意图

肝脏的血液供应是怎样的?

肝脏位于右上腹部,是人体最大的消化腺,其血液供应非常丰富,具有双重血供系统——门静脉和肝动脉。门静脉是来自腹腔内消化道及脾、胰、胆囊等部位的静脉血入肝的通道。肝动脉是腹腔干动脉的分支,和门静脉一同入肝。因此,肝脏的血液供应是双重的,它同时接受动脉和静脉的血液,门静脉将来自消化道富含营养成分的血液输入肝脏,肝动脉则将含氧丰富的血液输入肝脏。二者在肝门处进入,再层层分支,最后形成血窦,与肝细胞接触进行物质交换,然后血液进入肝小叶的中央静脉,再汇合成肝静脉而入下腔静脉。因此,肝脏内血管密布,交织成网,血液流向是"二进一出"。一般认为流入肝脏的血液,80%来自门静脉,20%来自肝动脉。

脾脏的血液供应是怎样的?

脾脏是机体最大的免疫器官，占全身淋巴组织总量的25%，含有大量的淋巴细胞和巨噬细胞，是机体细胞免疫和体液免疫的中心。成年人的脾长10～12 cm，宽6～8 cm，厚3～4 cm，大致有巴掌那么大，质量200 g左右，由几条韧带将其"悬挂"在上腹部。在正常状态下一般摸不到脾脏，如果仰卧或右侧卧位能触摸到脾脏边缘，说明可能有脾肿大。

脾脏位于人体左上腹的膈肌下，形状为条状卵圆形。脾脏是人体的大血库，是人体储血量最多的器官之一，当机体大量失血时，脾脏可以迅速调集一部分血液来代偿，以补充血容量。脾脏由脾动脉供血，脾动脉绝大多数发自腹腔动脉，个别的起自腹主动脉、肠系膜上动脉或胃左动脉。脾动脉在接近脾门处分出胃网膜左动脉和数支胃短动脉，在进入脾门前多先分为上、下两支，或上、中、下三支，再分为二级分支或三级分支进入脾门。根据脾动脉分支情况，可将脾脏划分为2～3个叶和上极段、下极段两个段。相邻脾段之间动静脉的吻合甚少,形成一个近乎无血管区的平面。脾动脉分支进入脾实质后为节段动脉,进而分为小梁动脉,最后形成终末动脉,故脾实质由内到外可划分为脾门区、中间区和周围区。

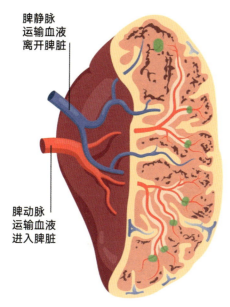

脾脏的血液供应示意图

胃的血液供应是怎样的?

胃消化食物时,需要大量的血液供应来满足动力需求和运输需求,因此胃的血液供应比较丰富。胃的动脉均为腹腔动脉的分支,沿胃大、小弯形成两个动脉弓,再发出许多分支到胃前、后壁。在胃小弯的小网膜内由胃左和胃右动脉吻合构成供血动脉,在胃大弯的胃结肠韧带内由胃网膜左、右动脉吻合构成供血动脉,胃底部由胃短动脉供给。上述各动脉发出的胃支穿肌层进入胃黏膜下组织,吻合成丰富的血管网。

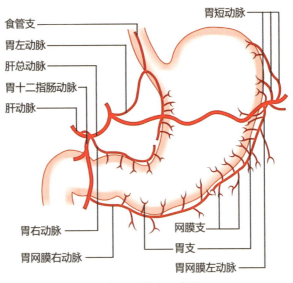

胃的血液供应示意图

肠道的血液供应是怎样的？

肠指的是从胃幽门至肛门的消化管，是人体重要的消化器官，人体肠道结构主要包括小肠和大肠。小肠是消化管最长的一段，成人的小肠长5～8 m。小肠上端起于胃幽门，下端接续盲肠，又分为十二指肠、空肠、回肠。大肠是消化管的下段，全长约1.5 m，全程围绕于空肠、回肠的周围，分为盲肠、阑尾、结肠、直肠和肛管5个部分。

供应小肠的动脉一般来自肠系膜上动脉，但十二指肠的血供有部分是来源于胃十二指肠动脉。肠系膜上动脉沿途向左侧发出十几条肠动脉，向右侧自上而下发出胰十二指肠下动脉、中结肠动脉、右结肠动脉和回结肠动脉。肠系膜上动脉行程弯曲，以适应和有利于小肠功能活动的需要。

盲肠和结肠的血液供应主要来自肠系膜上动脉和肠系膜下动脉。右半结肠的动脉由肠系膜上动脉而来，有中结肠动脉、右结肠动脉、回结肠动脉。左半结肠的动脉由肠系膜下动脉而来，有左结肠动脉和乙状结肠动脉。直肠和肛管的血供来自直肠上动脉、直肠下动脉及肛管动脉、骶中动脉。

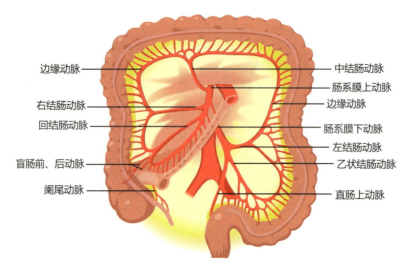

肠道的血液供应示意图

肾脏的血液供应是怎样的?

肾脏血供丰富，血流量大。正常成人两肾的质量只有 300 g，仅占全身质重的 0.5%，但肾的血流量却占心脏血流输出量的 20%～25%。流经肾脏的血液不但要供应肾实质必要的氧和营养物质，更重要的是要满足肾的泌尿功能，包括肾小球滤过及肾小管重吸收和分泌功能。肾脏的血液供应来自腹主动脉分出的左、右肾动脉。右肾动脉较高且较长，行经下腔静脉、右肾静脉、胰头和十二指肠降部的后方。左肾动脉较低，行经左肾静脉、胰体和脾静脉后方。肾动脉在肾门处进入肾，分出数条肾间动脉，再分支成叶间动脉、小叶间动脉，然后沿途发出入球小动脉，进入肾小体形成血管球，再汇成出球小动脉离开肾小体，之后形成肾小管周围毛细血管网，随后集合成小叶间静脉，经各级静脉最后回到下腔静脉。

肾脏血液循环有两套毛细血管网：肾小球毛细血

管网和肾小管周围毛细血管网。肾脏各区域血管的分布、血流量，以及各段血管的结构、功能和调节都存在着差异。肾脏的血流动力学经常发生变化，但肾血流量的自身调节及神经体液调节可使肾血流量保持相对稳定，这对于维持肾脏正常尿生成功能具有重要意义。

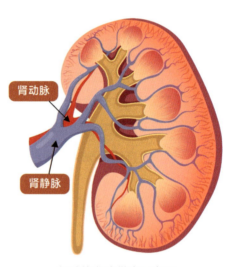

肾脏的血液供应示意图

…
二、胸部疾病

1 哪些胸部疾病可以介入治疗？

很多良性和恶性的胸部疾病都可以通过介入微创的方法得到有效的治疗,包括:肺部肿瘤、咯血、气管狭窄或气管瘘、食管狭窄或食管瘘、肺动静脉畸形、急性肺动脉栓塞、胸腔积液、肺脓肿与脓胸等。

二、胸部疾病

2 什么是咯血？哪些疾病会引起咯血？

咯血是指喉及以下呼吸道或肺组织出血，经口腔咯出。咯血根据咯血量分为痰血、小量咯血、中等量咯血和大咯血，大咯血是临床常见急症。

肺部病变直接侵犯肺血管壁或肺血管本身病变导致破裂都可引起咯血。引起大咯血的主要病因有支气管扩张症、肺结核、原发性肺癌、肺部化脓性疾病等，其次还有尘肺、曲霉菌病、囊性纤维化、肺部血管结构不良等。血栓栓塞引起肺梗死和左心衰竭（尤其是继发于二尖瓣狭窄）是咯血较少见的原因。原发性支气管腺瘤和肺动静脉畸形虽罕见，却可引起严重咯血。偶尔在月经期间会引起来源不明的咯血。

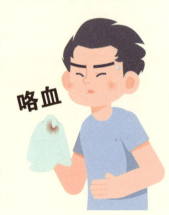

咯血示意图

3

咯血在什么情况下需要介入治疗？

（1）急性大咯血，一次咯血量超过 100 mL 或者 24 h 内总咯血量超过 500 mL；

（2）反复咯血经内科治疗无效、肺功能低下不宜手术切除者；

（3）咯血经手术治疗复发者。

二、胸部疾病

气管狭窄是如何形成的?

气管狭窄大体上可分为良性狭窄和恶性狭窄两种,常见为周围组织压迫气管或者气管内新生异物导致气管阻塞。比如,气管切开术后气管塌陷,邻近部位(食管、纵隔、甲状腺等)肿瘤侵及气管、支气管,支气管肺癌等疾病。

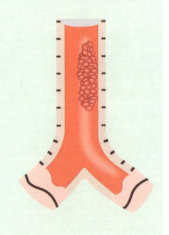
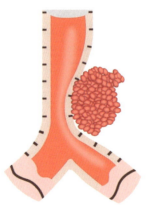
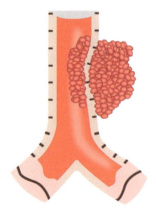

气管狭窄示意图

气管狭窄导致呼吸困难如何介入治疗?

介入治疗可用于气管狭窄的治疗,对于良性狭窄可采用球囊扩张的方法,而对于恶性狭窄主要通过透视下或联合气管镜置入金属气管支架以改善气管梗阻症状。

(1) 气管球囊扩张成形术。在局麻状态下,将球囊通过气管镜送入病变部位,通过短时间的加压让球囊扩张,撑开狭窄的气管,从而恢复气管开放,达到缓解症状的目的。

(2) 气管支架置入术。该技术包括两种:一种是在 X 线透视监控下用介入器械来完成,即在 X 线透视监控下,将支架置入输送系统沿导丝插到狭窄部位后释放支架,此法安全、定位准确,狭窄较严重者,纤维支气管镜不能通过时,较容易取得成功;另一种方法是经纤维支气管镜完成,可以直接观察气管内壁情况,同时能对原发病变进行局部治疗,但狭窄严重致纤维支气管镜不能通过时往往造成操作失败。如有条件,应将两种方法结合应用,可取得满意结果。

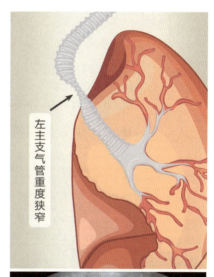

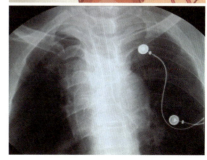

气管狭窄支架置入示意图

哪些疾病会引起进食困难?

口咽部疾病、食管疾病、神经肌肉疾病等均会引起进食困难,临床上以食管疾病最为常见,如食管手术后瘢痕性狭窄、食管损伤、食管癌和贲门失弛缓症。

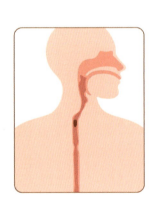
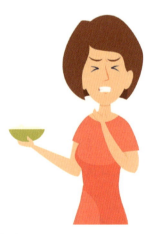

进食困难示意图

7 食管狭窄如何介入治疗?

食管狭窄的介入治疗方法主要有食管扩张成形术和食管内支架置入术两种。对于良性狭窄,可以通过食管扩张或可回收食管支架治疗达到治愈目的;对于恶性食管狭窄,食管支架在缓解症状、改善生活质量和延长生存期等方面表现出明显的优越性。

(1)食管扩张成形术。在X线透视下,通过口腔送入导丝导管,经过狭窄段到达胃腔,沿导丝送入可扩张的球囊导管,多次加压使球囊在狭窄部位充盈、扩张,达到扩

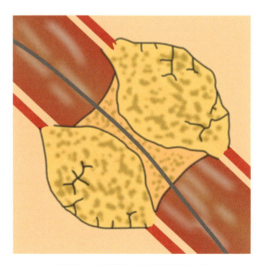

食管内支架置入术示意图(1)

张狭窄食管的目的。

(2) 食管内支架置入术。操作与食管扩张成形术相似，不同之处是沿导丝送入的并非球囊导管，而是支架输送器，在输送器到达预定释放部位后释放支架，通过使用金属支架对狭窄段的食管进行持久的支撑和扩张。食管支架的种类较多，有可回收支架、金属编织支架、金属覆膜支架和放射性粒子支架，可根据病变部位的特点进行选择。

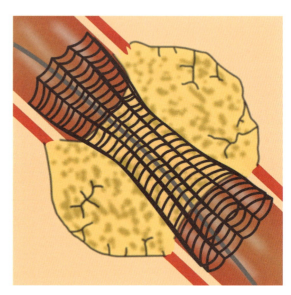

食管内支架置入术示意图（2）

8　什么是食管气管瘘？

食管气管瘘是由先天性或各种后天性原因（如外科手术创伤、钝性损伤、肿瘤侵犯、异物引发等）所致食管与气管之间的异常交通产生的瘘。

9 食管气管瘘如何介入治疗？

当瘘口较小时，通过消炎、引流和营养支持，部分患者的瘘口可愈合。对于瘘口较大者或合并恶性肿瘤侵犯者，可通过食管覆膜支架进行介入治疗，有脓腔形成者同时联合脓腔外引流。

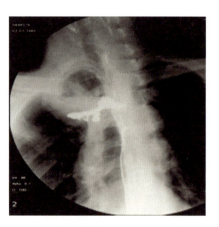
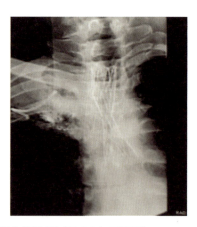

食管气管瘘植入联合脓腔引流数字减影血管造影（DSA）示意图

三、腹部疾病

哪些腹部疾病可以介入治疗？

腹部有很多脏器，包括肝脏、胃、脾脏、胰腺、肠道等，还包括后腹膜的肾脏。很多发生在腹部的良恶性疾病可以通过介入方法进行治疗。

介入治疗在肝脏疾病的治疗中扮演了非常重要的角色。肝血管瘤、肝囊肿等肝脏常见的良性疾病通过介入治疗可以取得很好的疗效，而且创伤小，恢复快，住院周期短，不影响肝脏功能，越来越被广大患者接受。介入治疗在原发性肝癌的治疗中也起到重要作用，对于肿瘤体积比较大、分期比较晚的患者，经导管动脉化疗栓塞术（TACE）是其治疗的基石，通过介入栓塞治疗联合其他综合治疗手段，可以尽量在保证患者良好生活质量的基础上延长患者生存时间；对于直径小于 5 cm、数目小于 3 个的原发性肝癌，则可以通过经皮肝脏穿刺消融的手段，其疗效不亚于外科切除的效果，且仅仅在皮肤上穿刺一个小的洞眼，对肝脏的创伤更小。针对原发不在肝脏，而是转移进入肝脏的肿瘤，亦可以进行载药缓释微球的栓塞，达到长久、高效地抑制肿瘤生长的目的。而针对肿瘤侵犯门静脉形成的癌栓，也可以通过经皮穿刺门静脉放射性粒子植入、门静脉支架植入、门静脉"粒子螺旋"等方法尝试开通门静脉，恢复门静脉血流，为患者带来生机。钇-90 放射微球、超细微导管等新技术、新器材

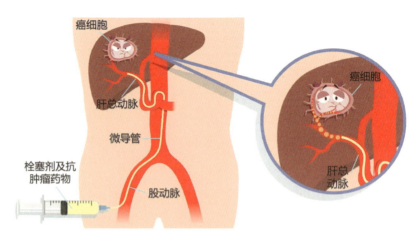

TACE 治疗示意图

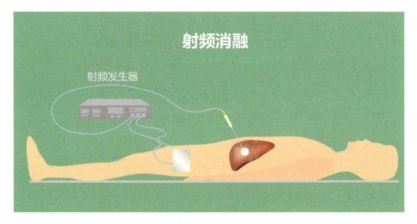

肝肿瘤消融治疗示意图

的应用，为肝恶性肿瘤的介入治疗又添加了很多"利器"。

另一种严重影响我国人民身体健康的肝脏疾病是继发于乙肝、血吸虫肝病、酒精性肝病基础上的肝硬化，该疾病机制发展到失代偿期常会导致消化道出血（呕血、黑便）和顽固性腹水等问题。为此，经颈静脉肝内门静脉分流术（TIPS）

可以有效降低门静脉压力,减少再发出血风险,缓解肝硬化引发的顽固性胸腹水。而对于肝硬化脾肿大引起的血小板数目偏低,也可通过介入的方法进行部分性脾脏栓塞术,保留正常脾脏功能的同时有效提升血小板数目。此外,对于肝内肿瘤、肝门区淋巴结或胰腺等部位肿瘤进展或因胆石症引发的梗阻性黄疸,也可通过经皮穿刺内外引流或经皮穿刺胆管支架植入的方式,降低黄疸指数,改善患者生活质量。

对于肾脏,常见的肾囊肿也可通过介入方法进行治疗。经皮穿刺一个小孔,抽吸囊液并注入硬化剂,可改善囊肿带来的压迫症状。此外,如果腹腔内的实质性脏器如肝脏、脾脏、胰腺等内部出现占位性病变,或者腹腔内、腹膜后出现一些肿大淋巴结需要进行病理学诊断,均可通过影像学引导下的介入穿刺活检,以微小的创伤取得占位标本进行病理学诊断,其创伤小,诊断阳性率高,并发症少。而且,最近流行的机器人辅助穿刺、实时影像导航穿刺等新技术,对经皮穿刺活检来说,更是如虎添翼。

值得一提的是,腹部的很多急诊疾病均可以通过介入治疗得到救治。车祸等外伤导致的腹部脏器如肝脏、脾脏、胰腺、肾脏、肠道等破裂出血十分凶险,如不及时处理,可能会导致短时间内失血过多引发休克,甚至危及生命。急诊介入血管内探查联合栓塞治疗可以快速有效找到出血位置,并根据具体情况进行栓塞止血，或为外科医生指示出血部位，极大提高了抢救成功率。因肿瘤或腹腔内肠道粘连引发的急性肠梗阻，也可以通过介入方法置入肠梗阻导管，有效缓解肠道压力，甚至达到疏通梗阻肠道的目的。对于发病急，常引发寒战、高热的肝（肾）脓肿，及时进行介入引导下经皮穿刺引流出脓液，亦成为治疗关键。

肝肾囊肿是如何形成的？

肝肾囊肿为肝脏和肾脏最常见的良性疾病之一，多数囊肿无明显不适，为体检发现，少数较大或位置特殊的囊肿可能因为局部压迫产生腹部及腰背部胀痛、进食饱胀等不适，绝大多数肝肾囊肿不会影响正常的肝肾功能。目前认为，肝囊肿是先天性胆管畸形逐步扩张形成的囊肿，其内囊液主要由水和电解质组成，多为清亮液体；肾囊肿多为肾小管在发育过程中联合不佳或肾小管阻塞引起的。大多数肝肾囊肿为单发，但有时也可多发。

肝囊肿和肾囊肿在健康人群中的发生率不低，大多是患者在体检行二维超声检查（B 超）或电子计算机断层扫描（CT）检查时发现的，大多数无临床症状，对于一些体积较小或生长缓慢且无不适症状的肝肾囊肿，无须特殊处理，一般 3～6 个月做一次 B 超，随访观察即可。

肝肾囊肿如何介入治疗？

大部分肝肾囊肿无需治疗。目前需要治疗的肝囊肿主要为：直径超过 8 cm，向肝脏表面突出生长有破裂风险以及具有明显压迫症状引发身体不适。需要治疗的肾囊肿主要为：直径超过 4 cm，出现压迫症状引起身体不适，近期内囊肿体积增大明显，或出现囊肿继发感染、出血、破裂等情况。

目前肝肾囊肿主要的治疗方法包括外科治疗及介入治疗。其中介入治疗相对来说简单方便、疗效良好、住院时间短且安全性高，越来越多地成为治疗首选。介入治疗肝肾囊肿的主要方法是经皮穿刺抽吸引流联合硬化剂注射，即在 B 超或 CT 的引导下，用一根细针穿刺进入囊腔（部分体积较大或合并感染的囊肿需置入较粗的猪尾巴引流管），抽吸尽囊腔内的囊液后，注入适量硬化剂（多为聚桂醇或无水酒精），注入硬化剂即是为了破坏囊壁细胞、降低囊肿复发的概率。介入治疗囊肿操作简单，患者较少有不适感，一般 1～2 天即可出院，生活质量显著提高；对于部分术后复发的患者，可以重复治疗。

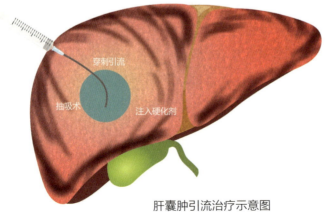

肝囊肿引流治疗示意图

什么是肝血管瘤？

肝血管瘤是肝脏一种常见的良性肿瘤，以海绵状血管瘤最多见。其病因尚未明确，多认为与肝脏血管先天发育异常导致血管海绵状扩张有关。不同于人们通常认知下的肿瘤，肝血管瘤的瘤腔内并无实性肿瘤成分，而是由充满血液的血管囊腔构成，囊腔间有纤维性间隔，囊腔壁衬以扁平内皮细胞。肝血管瘤一般30～45岁的成年人较为多发，多为体检时发现，可以是一个病灶，也可以同时发现多个病灶。

肝血管瘤通常不会癌变，血管瘤较小时通常不会引起任何身体不适，也不会影响肝脏功能。血管瘤长得太大可能会压迫周围器官引起相应不适症状，若血管瘤压迫食管下段及胃腔，可能会产生进食后饱胀、腹胀、嗳气等症状；若血管瘤位置靠近肝脏表面，则会引起上腹部的胀痛不适；若血管瘤体积过大或靠近肝脏表面，腹部遭受外力撞击或腹内压猛然增加时，则可能会引起血管瘤破裂，此时会出现腹部剧烈疼痛的症状，此种情况应尽快前往附近医院急诊就医。

　　诊断肝血管瘤最简单且没有创伤的手段是超声检查。肝血管瘤体积较小、身体无不适感的患者可定期复查B超（间隔时间为3个月或半年）随访观察。如果临床医生觉得患者的血管瘤需要与其他疾病做进一步鉴别，或者入院接受手术治疗，通常需要完善增强CT或增强磁共振。腹部增强CT或增强磁共振可以更加清晰显示肝血管瘤的"全貌"并可以对肝内其他病变（如恶性肿瘤、肝囊肿等）进行鉴别。

　　总体而言，大部分肝血管瘤增长速度缓慢，不会对身体造成不良影响，血管瘤较小且无不适症状者不需要治疗，可定期随访。当肝血管瘤产生明显的前述不适感，或者增大比较迅速（每年B超检查显示直径增大超过1～2 cm）、肿瘤最大直径超过5 cm，经医生诊断无法排除恶性病变或有症状者，应积极进行手术治疗。

肝血管瘤可以介入治疗吗？

肝血管瘤的主要治疗方式为外科切除和介入治疗。近年来，由于创伤小、见效快、操作简单、安全可靠等优点，介入治疗逐渐成为肝血管瘤治疗的主流手段。在患者大腿或上臂的动脉上穿刺一个很小的孔洞，即可引入一根治疗导管对肝血管瘤进行栓塞治疗，对于有些患者亦可使用一根细针直接经腹部皮肤穿刺进入血管瘤瘤腔内注射药物进行治疗。一般1小时之内即可完成整台介入手术，患者无须全身麻醉，不会留有手术切口，术后12小时即可下床活动，术后3天即可出院回家休息，不影响正常生活质量。大部分患者的肝血管瘤在介入治疗 1～3 个月后有明显缩小，当然，对于一些直径超过 10 cm 的巨大、多发肝血管瘤，则可进行重复、多次介入治疗加以控制。

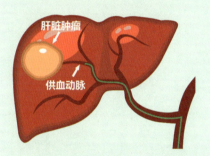

肝血管瘤栓塞治疗示意图

通过介入方法治疗肝血管瘤已有数十年历史，其独到的"微创"优势愈加明显，且大部分患者取得了良好治疗效果，无严重并发症发生，因住院时间短、手术创伤小、患者恢复快、经济耗费少、对肝功能影响小、治疗效果好，而被越来越多的患者所接受。

三、腹部疾病

哪些疾病会引起黄疸?

黄疸是人们经常提及的一种疾病。新生儿出生时由于胆红素代谢功能不全，可能会出现黄疸，成为新生儿生理性黄疸，一般在1~2周内消退。成年人身上有时也会出现黄疸，一般以皮肤、眼球黄染为主要症状；其余症状有小便颜色加深，严重者呈浓茶样；大便白色如陶土；部分患者合并皮肤瘙痒。一般来说，成年人发生的黄疸可分为良性黄疸和恶性黄疸。

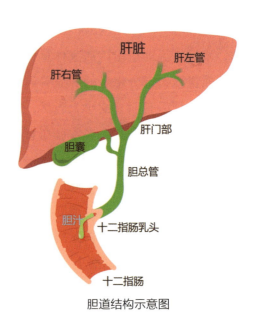

胆道结构示意图

良性的黄疸以胆管结石引起的最为常见，产生黄疸的同时通常会伴随右上腹绞痛，以及发热、呕吐等相关症状，胆管结石患者如果出现类似症状应及时就医。当结石合并感染，病情进展严重时，往往会出现黄疸合并腹部绞痛、寒战、高热等症状，此时应赶紧就医，否则感染进一步加重可能会引起休克。

恶性的黄疸主要包括侵犯或者压迫胆管的各种原发或转移性的恶性肿瘤，如胆管癌、胰头癌、十二指肠乳头癌等引起的黄疸。此种黄疸多为无痛性黄疸，发病时常常不伴有腹部疼痛，而且很多是静悄悄地发病，但一旦出现黄疸症状，往往意味着疾病已经进入晚期，此时应及时就医检查。

梗阻性黄疸如何介入治疗?

发生梗阻性黄疸后,单纯依靠退黄药物进行内科治疗往往疗效不佳,此时应及时进行手术干预以缓解黄疸症状,最常应用的手段包括影像学引导下经皮穿刺胆管引流术(PTCD)及胆管支架植入,以及经内镜逆行性胰胆管造影/引流术(ERCP)。其中,PTCD及经皮胆管支架植入为介入治疗范畴,以其适应证广泛、创伤小、效果良好等优势,在临床当中应用广泛。

应用PTCD治疗方法时,首先需要在数字减影血管造影(DSA)或者B超引导下,将一根细针穿刺进入扩张的胆管,然后通过中空的细针引入一根导丝进入胆管内,再引入粗一些的导管导丝仔细探查胆管梗阻的情况。如果狭窄段比较明确且范围不大的话,可以经过穿刺肝脏引入胆管支架释放进入体内;如果狭窄比较明显或狭窄范围过大,导丝无法通过狭窄段,则无法放置胆管支架,只能将引流管置于扩张的胆管内并接至体外,连接引流袋,将淤积的胆汁引流至体外。

相比外接引流袋,行胆管支架的患者生活质量要高一些,而且胆汁可以通过支架流入十二指肠,最大限度地维持正常的消化功能。而外接引流袋不仅会影响胆汁消化功能,时间长久也会增加感染风险，十分不便于患者生活。当然，不管是胆管支架还是引流管，都对肿瘤没有抑制作用，如果肿瘤控制不佳，则可能会发生再次梗阻。近年来，已经有胆管放射性粒子支架、放射性粒子条等对肿瘤有治疗作用的新手段逐步进入临床应用中，希望能在引流胆汁的同时起到治疗肿瘤的作用，非常有应用前景。

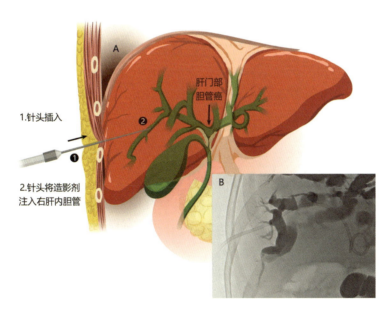

梗阻性黄疸介入引流示意图

肝硬化是怎么回事？哪些疾病会导致肝硬化？

　　正常肝脏质地柔软，富有弹性。当肝脏细胞受到一种或多种外界因素刺激时，肝细胞广泛变性坏死，破坏了正常肝组织的结构，导致肝脏体积缩小，表面形成颗粒状大小不一的结节，肝脏质地变硬，演变为肝硬化。

　　导致肝硬化的疾病有很多。在中国，病毒性肝炎特别是乙肝，是引起肝硬化的主要病因。其他病因还包括酒精性肝病、非酒精性脂肪性肝病、布－加综合征、遗传代谢疾病、免疫疾病等等。

什么是门静脉高压症?

门静脉高压症是以门静脉压力升高为主的一系列综合征。多数由肝硬化引起,少数继发于门静脉主干或肝静脉梗阻以及原因不明的其他因素。当门静脉血不能顺利通过肝脏回流入下腔静脉,则会引起门静脉压力增高。主要表现为腹壁和食管静脉扩张、脾脏肿大和脾功能亢进、肝功能失代偿和腹水等。

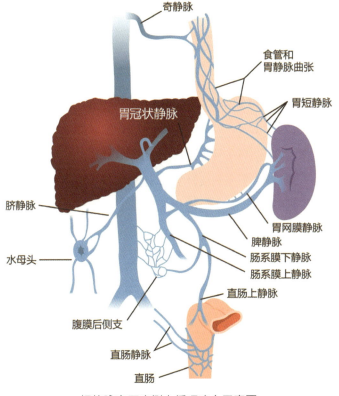

门静脉高压症侧支循环建立示意图

三、腹部疾病

哪些门静脉高压症可以介入治疗？

门静脉高压症起初可能无任何症状，但发展至一定的阶段会因食管、胃底静脉曲张破裂，引起上消化道大出血，促发肝性脑病、肝肾综合征、腹水、水电解质及酸碱平衡紊乱等一系列并发症。当患者反复出现因食管、胃底静脉曲张导致消化道出血，或经保守治疗仍合并大量腹水，可以选择行介入治疗缓解症状。

什么是 TIPS 手术？为什么说它是人体内的"都江堰"工程？

TIPS 手术又叫作经颈静脉肝内门腔静脉分流术。工作原理如在肝实质内肝静脉与门静脉间建立起人工分流通道，压力高的门静脉血液直接顺着分流通道流入下腔静脉，从而降低门静脉压力，减少或消除门静脉高压所致的食管静脉曲张破裂出血、腹水等症状。TIPS 手术开源节流，好比人体内的"都江堰"工程。

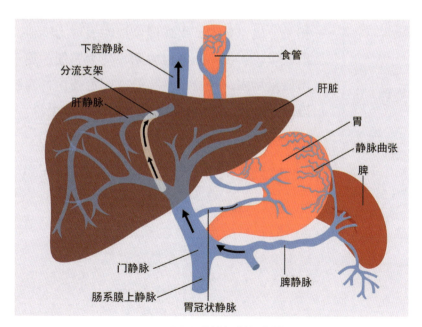

TIPS 分流机制示意图

12 上消化道出血有哪些症状？

上消化道出血的症状与出血量和出血速度相关。出血量大、出血速度快时表现为呕血，出血量少、出血速度慢时则表现为黑便。随着出血量增多，还会出现头晕、面色苍白、四肢湿冷等症状，严重的可导致休克，危及生命。

哪些疾病会导致上消化道出血？如何介入治疗？

上消化道出血最常见病因是胃及十二指肠溃疡；其次为门静脉高压症导致的食管胃底静脉曲张破裂出血；其他原因还包括急性胃黏膜糜烂、应激性溃疡、出血性胃炎等

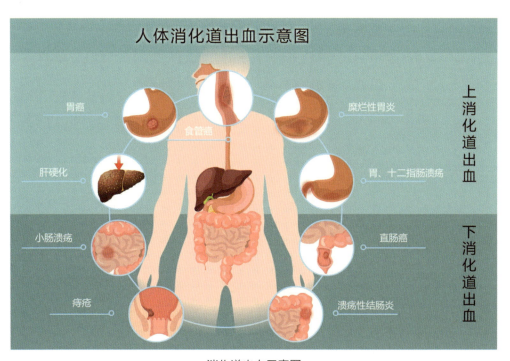

消化道出血示意图

急性胃黏膜病变，贲门黏膜撕裂综合征及肿瘤，等等。

溃疡、胃黏膜病变和肿瘤等病因导致的上消化道出血可采用动脉内灌注血管收缩药物或靶动脉栓塞治疗来达到控制出血的目的。食管胃底静脉曲张破裂出血可考虑采取经皮胃冠状静脉栓塞术或门腔静脉分流术来止血。

下消化道出血有哪些症状?

下消化道出血的症状与出血的快慢、出血的部位和性质以及出血量的多少等因素有关。少量出血的患者无任何明显症状,在体检时出现大便隐血阳性才会被发现。出血量较多时,患者会出现血便、黑便等典型表现。短时间内大量出血,还会引起头晕、心慌、乏力等周围循环衰竭的表现。

三、腹部疾病

哪些疾病会导致下消化道出血？如何介入治疗？

下消化道出血最常见的病因为结直肠癌，其他病因还有结肠憩室或息肉、动静脉畸形、肠黏膜血管发育不良、小肠肿瘤、溃疡性结肠炎、克罗恩病等。

下消化道出血可采用动脉内灌注血管收缩药物或靶动脉栓塞治疗来达到控制出血的目的。

16 什么是肝硬化腹水?

肝硬化腹水俗称肝腹水,是由于肝硬化门静脉高压和低白蛋白血症导致液体积聚在腹腔内形成的腹水,常见于肝硬化失代偿期、肝衰竭、肝脏血管疾病、自身免疫性肝病、肝脏肿瘤等疾病。

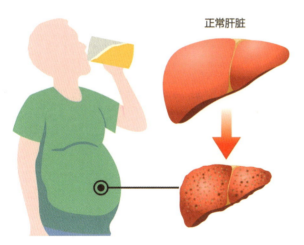

肝硬化腹水示意图

肝硬化腹水如何介入治疗?

患者出现大量腹水时,应严格限制钠、水的摄入,使用利尿剂或大量放腹水治疗。腹水仍难以消退或消退后再次出现大量腹水的患者可以选择TIPS治疗,通过降低门静脉高压,来达到治疗的目的。

18 什么是门静脉血栓？它会引起哪些临床症状？

门静脉血栓是指门静脉主干和（或）门静脉左、右支分支发生血栓，伴或不伴肠系膜静脉和脾静脉血栓形成。临床表现与发病的急缓、阻塞的部位和程度有关。部分患者无症状，部分患者出现腹痛、顽固性腹水、上消化道出血、肠道坏死等症状，严重者危及生命。

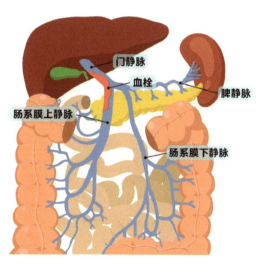

门静脉血栓部位示意图

门静脉血栓可以介入治疗吗?

门静脉血栓急性期可行介入溶栓治疗,经皮经股静脉插管至肠系膜上动脉后置管,用微量泵尿激酶进行早期持续溶栓。若患者出现顽固性腹水及消化道出血等门静脉高压表现,也可以选择TIPS治疗。

什么是布-加综合征? 它会引起哪些临床症状?

布-加综合征是由肝静脉或其开口以上的下腔静脉阻塞引起的,主要以门静脉高压或者门静脉及下腔静脉高压为特征的一组疾病。临床症状多表现为腹水、肝脾肿大、双下肢水肿、腹壁静脉曲张、下肢溃疡等。

21 布-加综合征可以介入治疗吗?

介入治疗为布-加综合征首选和主要治疗手段,其中下腔静脉、肝静脉环形狭窄或膜性狭窄,下腔静脉、肝静脉局限性狭窄或闭塞的介入治疗效果最佳。介入治疗包括下腔静脉、肝静脉单纯球囊扩张术,下腔静脉、肝静脉支架植入术,以及 TIPS。

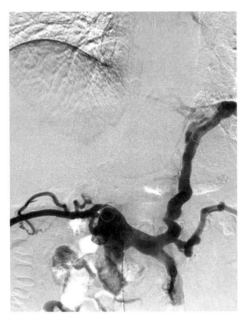
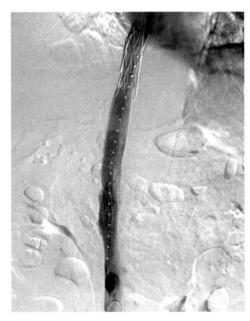

布-加综合征治疗前后 DSA 图

22 什么是脾功能亢进?

脾脏如同一台"过滤器",正常生理过程中可有效地清除血液中的细菌、异物、抗原及衰老变性的细胞等;而在一些病理情况下,脾脏会成为一台"超大过滤器",体积过大,作用也过强,清除过多细胞,从而导致一种或多种血细胞(包括白细胞、红细胞、血小板)减少,称之为脾功能亢进。

脾功能亢进引起血小板、白细胞下降可以介入治疗吗？

若脾功能亢进引起的血小板、白细胞下降已导致易出血、易感染等相关表现，排除禁忌，可行部分脾动脉栓塞术来改善其症状。

24 什么是肠梗阻?它会引起哪些临床症状?

任何原因引起的肠内容物通过障碍统称为肠梗阻。主要临床症状包括腹胀、腹痛、恶心呕吐、排气排便明显减少或停止。

三、腹部疾病

25 肠梗阻可以介入治疗吗?

部分类型肠梗阻可进行介入治疗,如放置肠梗阻导管或自膨式支架。前者可以通过负压将肠气、肠液吸出,从而改善腹胀、腹痛的症状,有时对于粘连性肠梗阻等有疏通作用。后者主要适用于肿瘤引起的恶性肠梗阻,通过支架的自膨性能,尽量恢复肠道的通畅性,不过疗效持续时间不长,但可在短期内改善患者生存质量。

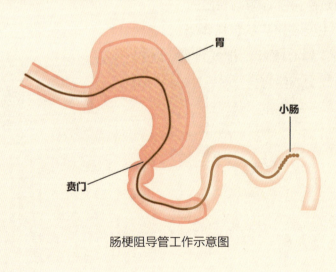

肠梗阻导管工作示意图

肾积水是怎么回事？哪些疾病会导致肾积水？

尿液无法从肾内顺利排出而潴留在肾盂内则形成肾积水。

肾或输尿管结石、肾或输尿管肿瘤、其他部位肿瘤压迫输尿管以及肾或输尿管畸形等疾病都可能导致肾脏排出尿液的通路被阻塞而导致肾积水。

三、腹部疾病

肾积水引起腰部酸痛如何介入治疗？

较大量的肾积水会导致腰部酸痛，可通过经皮穿刺置入导管将肾内的积水引流出来，即肾造瘘。若是因为输尿管某处狭窄而导致的肾积水，还可通过扩张输尿管狭窄段或者置入输尿管支架来处理。

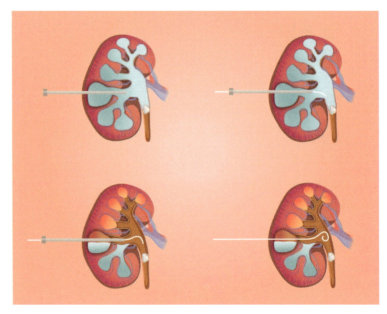

肾积水引流示意图

28 肾动脉狭窄为什么会引起高血压？

肾动脉狭窄后，灌注到肾脏的血液变少，体内的激素分泌水平发生变化，引起血压升高，机体希望通过升高血压来增加肾脏的血液灌注。

肾动脉狭窄如何介入治疗?

将支架或带有球囊的导管从大腿的血管送入肾动脉,在狭窄处放置支架或用球囊导管扩张狭窄处,改善肾脏的血液灌注,恢复体内激素的正常分泌,从而控制高血压。

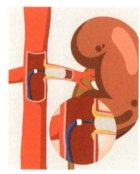 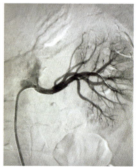

肾动脉狭窄球囊扩张和支架置入示意图

30. 血尿是什么原因引起的?

血尿是因为排出的尿液中含有过多的红细胞,引起血尿的原因有很多,比如免疫性肾病、感染性肾炎、泌尿道的结石、尿路感染、泌尿道的外伤以及泌尿系统肿瘤等,某些全身性的血液病或免疫病也可导致血尿。

三、腹部疾病

哪些疾病导致的血尿可以介入治疗?

膀胱或前列腺的恶性肿瘤、前列腺增生、先天或后天的肾动静脉异常、肾挫裂伤等疾病所导致的血尿可通过介入栓塞的方式治疗。

32 子宫肌瘤、子宫腺肌瘤是怎么回事？

子宫肌瘤和子宫腺肌瘤均为育龄期女性常见妇科疾病，多发于30～50岁的妇女，高峰年龄为40～50岁，20岁以下少见。两者症状类似，常表现为痛经及月经量增多，但病理有所不同。子宫肌瘤由平滑肌细胞和不同数量的纤维结缔组织组成，是女性盆腔最常见的良性肿瘤。而子宫腺肌瘤是由于子宫内膜腺体及间质侵入子宫肌层引起的一种良性病变，约半数合并子宫肌瘤。多次妊娠及分娩、人工流产、慢性子宫内膜炎等造成子宫内膜基底层损伤，与子宫腺肌瘤的发生密切相关。

子宫肌瘤、子宫腺肌瘤可以介入治疗吗？

子宫肌瘤和子宫腺肌瘤均可通过介入微创的方法得到有效治疗，主要治疗方法为子宫动脉栓塞术。子宫动脉栓塞术是通过穿刺动脉血管，将超细导管送达子宫的病变部位，经过导管将栓塞颗粒释放到子宫肌瘤或异位内膜的供血血管，对病灶进行血流阻断，使病灶得不到所需的养分而逐渐萎缩，直至完全消失，从而达到治疗目的且避免对子宫造成永久性损伤。

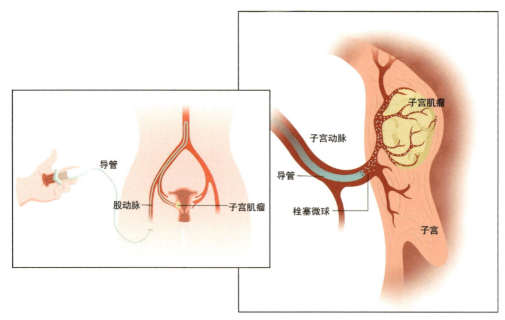

子宫肌瘤介入栓塞示意图

宫外孕是怎么回事？

宫外孕即异位妊娠，是指受精卵在子宫体腔以外的部位着床和发育。最常见的异位着床部位为输卵管，也有少部分患者出现宫角、卵巢、宫颈、腹腔等部位的异位妊娠。异位妊娠是妇产科常见的急腹症，发生率为 2%～3%。异位妊娠引起的大出血是妊娠早期孕妇死亡的主要原因。正常育龄期女性，如果出现停经后阴道不规则出血、腹痛等症状，均须警惕异位妊娠的发生。

35 宫外孕可以介入治疗吗?

当诊断宫外孕后,若没有出现大出血、休克等急腹症,可通过介入栓塞的方式治疗。主要介入方法为建立动脉血管通路后,通过导管栓塞孕囊的滋养血管,联合导管内氨甲蝶呤注射杀死胚胎,使之自行吸收。介入栓塞治疗宫外孕创伤小、恢复快、治愈率高。

产后大出血是怎么产生的?

胎儿娩出后 24 h 内，产妇出血量超过 500 mL 即为产后大出血，是分娩期严重并发症，也是导致产妇死亡的主要原因。引发产后大出血的病因较多，最主要的病因是子宫收缩乏力；除此之外，软产道损伤、胎盘异常、凝血功能异常等也是常见病因。

三、腹部疾病

37 介入治疗可以防治产后大出血吗？

介入治疗不仅可以对产后大出血进行有效治疗，还可以对可能发生大出血的高危孕妇进行有效的预防性干预。

髂内动脉栓塞术是产后大出血的主要介入治疗方法。由于子宫血管均来源于髂内动脉的分支，而髂内动脉有丰富的侧支循环，这就使得髂内动脉栓塞术既可有效降低子宫出血的压力，迅速止血，又不会导致组织脏器的缺血、坏死。

随着介入治疗的普及，髂内动脉栓塞术已逐渐成为治疗盆腔出血的主要方法，它具有以下优点：① 通过造影可明确出血的原因、部位和严重程度；② 随着导管技术的成熟和数字减影血管造影（DSA）的应用，介入操作只需局麻且止血迅速，大大缩短介入的时间，更适合病情危重者；③ 所有治疗均在影像监控下进行，导管定位准确，止血成功率高；④ 创伤小、副反应少、恢复快，并保留了患者的子宫和生育能力。

对可能发生大出血的高危产妇，例如凶险性前置胎盘的产妇，也可通过腹主动脉预置球囊的预防性介入治疗，有效减少分娩术中的出血量。腹主动脉预置球囊术是在剖宫产前将球囊导管通过股动脉放入腹主动脉，术中一旦出血增多，可立刻充盈球囊阻断子宫的血流，实现即刻止血，避免产妇陷入失血性休克的险境。

38 前列腺增生是怎么形成的？有哪些症状？

随着男性年龄的增长和激素水平的调节，前列腺内的多种细胞出现增殖、肥大，即前列腺增生。

增生程度较轻时一般没有明显症状。当增生结节增大，向膀胱方向推挤时，可导致膀胱刺激和尿路梗阻，常见症状有尿频、尿急、夜尿增多及急迫性尿失禁。其中尿频是最早出现的症状。而后随着病情发展，尿路梗阻加重之后，在排尿期通常会有尿流变细及排尿困难的症状产生；当尿路梗阻进一步加重时，通常会有排尿不尽以及尿后滴沥，甚至突然无法排尿的情况，导致患者尿潴留，严重者还会继发肾脏损害。

三、腹部疾病

39 前列腺增生可以介入治疗吗？

轻、中度前列腺增生首选药物治疗，重度前列腺增生可选择前列腺动脉介入栓塞术。前列腺动脉介入栓塞术最早用于前列腺术后出血的止血治疗，随着技术的成熟，该手术在前列腺增生的治疗中也取得了很好的疗效。通过阻断前列腺的血供，增生的前列腺组织因缺血而逐渐萎缩、体积缩小，进而减轻对膀胱和尿道的压迫，使排尿恢复顺畅。

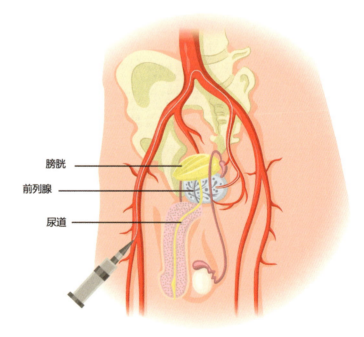

前列腺增生介入栓塞示意图

40. 什么是盆腔淤血综合征？它有哪些临床症状？

盆腔淤血综合征是由于盆腔静脉曲张造成盆腔静脉流出不畅或受阻，导致盆腔静脉淤血，进而引发一系列临床症状的疾病。

该病好发于久坐或久站的育龄期妇女，症状往往不典型，常表现为慢性盆腔疼痛、低位腰痛、月经多、白带多、疲劳乏力、神经衰弱等。

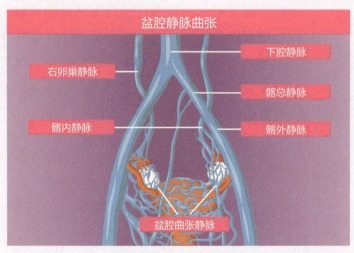

盆腔静脉曲张解剖示意图

盆腔淤血综合征可以介入治疗吗?

盆腔淤血综合征可以通过介入方法进行治疗。主要方法是经导管以弹簧圈和聚桂醇泡沫硬化剂栓塞双侧曲张的卵巢静脉，使曲张静脉硬化、闭塞，从而达到去除淤血、减轻症状的效果。由于盆腔淤血综合征的介入治疗效果确切，创伤小，并发症少，激素水平没有明显改变，月经周期和生育不受影响，故而该治疗方法得以广泛应用。